RAPPORTS

SUR

L'ORGANISATION DE L'HYGIÈNE PUBLIQUE

dans la Loire-Inférieure

ET SUR

l'Assainissement du bassin de l'Erdre

PAR LE Dr S. LEDUC

Vice-Président du Conseil d'Hygiène

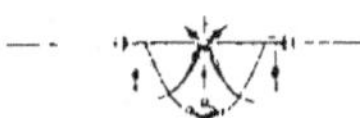

NANTES

IMPRIMERIE C. MELLINET. — BIROCHÉ ET DAUTAIS, SUCC^{rs}

5, Place du Pilori, 5

1903

ORGANISATION DE L'HYGIÈNE PUBLIQUE

dans la Loire-Inférieure

M. Leduc donne lecture du rapport de la Commission :

« Messieurs,

» Aux termes de la loi relative à la protection de la santé publique, promulguée le 19 février 1902, le Conseil général doit, après avis du Conseil d'hygiène, départemental, délibérer sur l'organisation du service de l'hygiène publique dans le département, notamment sur la division du département en circonscriptions sanitaires pourvues chacune d'une commission sanitaire, sur la composition, le mode de fonctionnement, la publication des travaux et les dépenses du Conseil départemental et des Commissions sanitaires.

Division du département en circonscriptions sanitaires.

» Cette division est actuellement réalisée : elle est la même que la division politique, chaque arrondissement forme une circonscription sanitaire. Les circonscriptions se trouvent ainsi au nombre de cinq : Nantes, Ancenis, Châteaubriant, Paimbœuf et Saint-Nazaire. Il y a intérêt à conserver ce mode de division.

Commissions sanitaires.

» Les Commissions sanitaires existent actuellement ; elles sont représentées par le Conseil d'hygiène départemental et les Conseils d'hygiène d'arrondissement. La loi indique que le Conseil d'hygiène départemental doit être composé de dix membres au moins, de quinze au plus ; chaque Commission sanitaire doit être composée de cinq membres au moins, sept au plus. Etant données la population de notre département et les attributions étendues que la loi nouvelle confère aux Commissions sanitaires, le nombre maximum doit être adopté pour constituer chaque Commission, soit quinze membres pour le Conseil d'hygiène départemental, sept membres pour les Commissions sanitaires d'arrondissement.

Composition des Commissions sanitaires.

» Aux termes de la loi, le Conseil d'hygiène départemental doit comprendre deux conseillers généraux élus par leurs collègues, trois médecins dont un de l'armée de terre ou de mer, un pharmacien, l'ingénieur en chef, un architecte et un vétérinaire. Nous nous bornerons à faire remarquer que parmi les six autres membres doit se trouver un pharmacien pour pouvoir constituer la Commission d'inspection des pharmacies, qui doit être prise dans le Conseil d'hygiène, et comprendre un médecin et deux pharmaciens. Il est désirable que l'on conserve au Conseil d'hygiène le concours précieux des membres adjoints ; et étant donnée l'importance maritime de notre département, il est utile que l'autorité sanitaire maritime continue à être représentée au Conseil.

» D'après la loi, chaque Commission sanitaire doit comprendre un conseiller général élu par ses collègues, un médecin, un architecte ou tout autre homme de l'art, et un vétérinaire ; nous pensons que, parmi les trois autres membres, devraient se trouver au moins un médecin et un pharmacien ou un chimiste.

Fonctionnement des Commissions.

» Le Préfet doit présider le Conseil d'hygiène qui nommera dans son sein, pour deux ans, un vice-président et un secrétaire. Le Sous-Préfet de l'arrondissement présidera la Commission sanitaire qui nommera également pour deux ans son vice-président et son secrétaire.

» Le Conseil d'hygiène, ainsi que chaque Commission sanitaire, pourrait avoir chaque mois une réunion ordinaire et des réunions extraordinaires pour les questions urgentes.

Publication des travaux.

» La publication des travaux continuerait comme actuellement à être faite par le Conseil central d'hygiène qui, à l'aide des subventions qui lui sont accordées, insère dans son rapport annuel les travaux des Conseils des arrondissements.

Dépenses.

» Dans les villes de 20,000 habitants et au-dessus, c'est-à-dire pour le département, à Nantes, Saint-Nazaire et Chantenay, il doit être institué un bureau d'hygiène municipal chargé de l'application des dispositions de la loi.

Dans toutes les autres communes l'autorité est exercée par le Maire ou le Préfet avec le concours des Commissions sanitaires, qui sont appelées à donner leur avis, notamment sur l'insalubrité des habitations (art. 12) ; sur les causes d'insalubrité qui, dans une commune, élèvent le chiffre de la mortalité au-dessus de la moyenne de la France (art. 9) ; sur le captage des sources pour l'alimentation en eau des communes (art. 10) ; etc. Pour accomplir ces différentes missions, il est nécessaire de mettre à la disposition des Commissions sanitaires les crédits nécessaires ; il est impossible de déterminer d'avance les dépenses qu'occasionnera l'application de la loi nouvelle. Nous proposons, pour la première année, d'augmenter de six cents francs la subvention au Conseil d'hygiène départemental, de la porter à douze cents francs et de donner à chacune des Commissions sanitaires une subvention de trois cents francs, qui viendrait s'ajouter aux crédits dont peut disposer actuellement chaque Conseil d'hygiène d'arrondissement.

Service de désinfection et d'inspection.

» Dans toutes les communes ayant moins de 20,000 habitants, la désinfection obligatoire doit être assurée par un service départemental (art. 7), ce qui impose, pour chaque arrondissement ou circonscription sanitaire, l'achat d'un matériel de désinfection, comprenant une étuve mobile et deux chevaux pour la transporter. Deux hommes devraient être affectés à l'entretien et à la mise en service de ce matériel. Ce personnel pourrait être utilisé pour organiser le service de contrôle et d'inspection mentionné à l'art. 19.

» On pourrait satisfaire à la loi, en organisant un service de désinfection au formol, à l'acide sulfureux, par des pulvérisations et des lavages avec des solutions antiseptiques, blanchissage à la chaux, etc.

» La désinfection pourrait être faite par les gardes-champêtres à l'aide d'instructions de la Commission sanitaire, sous la direction d'un médecin. S'il était nécessaire, comme en cas d'épidémie cholérique, de peste, etc., de pratiquer la désinfection profonde et absolue, on pourrait transporter les objets contaminés à des étuves fixes, dans des poches imperméables ou des caisses métalliques construites à cet effet.

» *Le Rapporteur,*

» Dr S. LEDUC. »

ASSAINISSEMENT DE NANTES

L'ordre du jour appelle la lecture et la discussion du rapport de la Commission sur l'avant-projet des travaux pour l'amélioration du service des eaux et l'assainissement des deux versants de l'Erdre présentés par l'Ingénieur de la Ville.

M. LE Dr LEDUC donne lecture du rapport de la Commission :

« MESSIEURS ,

» A la date du 10 juin 1902 , M. le Préfet vous a transmis l'avant-projet des travaux votés par le Conseil municipal de Nantes, pour l'amélioration du service des eaux et l'assainissement des deux versants de l'Erdre, et vous avez nommé une commission pour l'examen de cet avant-projet.

» *Amélioration pour le service des eaux.* — Ce chapitre comprend l'établissement d'une conduite de refoulement n° 2, et de conduites de recoupement ; ces travaux, décrits au dossier qui en contient les plans, n'ont donné lieu à aucune observation au sein de votre Commission qui vous propose de les approuver.

» *Collecteurs et ouvrages annexes pour l'assainissement des deux versants de l'Erdre.* — Les ouvrages à exécuter ont pour but de recueillir les eaux et les matières de vidanges des deux versants de l'Erdre et d'éviter leur déversement dans ce cours d'eau ; ce programme, dit la notice descriptive, sera plus tard poursuivi par l'exécution d'un collecteur général qui permettra d'évacuer définitivement les eaux de tout le réseau d'égouts de Nantes, en dehors de l'agglomération.

Les travaux comprennent :

1o Un égout collecteur sur la rive gauche de l'Erdre, partant de la place Waldeck-Rousseau et aboutissant à la tête amont du siphon de l'Erdre, place des Petits-Murs ;

2o Un égout collecteur sur la rive droite de l'Erdre, partant de la rue de Barbin, aboutissant à la tête aval du siphon de l'Erdre, en face de la rue des Petits-Murs ;

3o Une partie du collecteur de l'Est. destiné à faire la jonction de l'égout de la rue de la Poissonnerie avec la tête amont du siphon de l'Erdre, place des Petits-Murs ;

4o Un siphon à établir sous l'Erdre, pour faire communiquer les égouts de la rive gauche avec l'émissaire général ;

5o Une partie de l'émissaire général entre le siphon de l'Erdre et la place Royale ;

6o Un égout rue Du Couëdic, pour effectuer provisoirement le déversement des eaux d'égouts dans la Loire.

La pente générale de l'égout de la rive gauche sera de 0^{m},001 par mètre, sauf dans la rampe du pont de la Motte-Rouge, où elle atteindra 0^{m},03 par mètre.

La pente de l'égout de la rive droite sera également de 0^{m},001 par mètre ; il captera le ruisseau du Gué-Moreau.

Ces égouts auront des déversoirs d'orage.

La pente du radier du collecteur destiné à raccorder l'égout de la rue de la Poissonnerie au siphon de l'Erdre ne sera que de 0^m,0003 par mètre.

» Le siphon de l'Erdre sera formé par deux tuyaux en fonte enfermés dans une gaine de béton de ciment, et placés sous le lit de l'Erdre, et disposés de façon à faire la vidange en cas d'obstruction.

» Une chambre contenant les appareils de vidange et de nettoyage sera placée sous l'escalier des Petits-Murs.

» Dans la rue d'Orléans, l'émissaire logera la conduite de refoulement n° 1.

» Enfin l'égout d'évacuation dans la Loire, partira de la rue d'Orléans et aboutira au regard de l'ancien égout de la rue Lapérouse, devant l'Hôtel des Postes, quai Brancas.

» L'ouvrage sera muni de deux regards avec vannes de garde, à clapet, pour défendre le réseau contre les vives eaux et les crues de la Loire.

» Ces égouts sont construits pour pouvoir être ultérieurement raccordés au réseau général d'égouts.

Motifs du projet — Le projet qui nous est soumis a pour but de réaliser l'assainissement de l'Erdre. Cette rivière, dans son parcours à travers la ville, reçoit une grande quantité de détritus et d'immondices de toutes sortes ; pendant tout l'été, il ne s'écoule pas d'eau au déversoir de l'écluse, il n'y a pas de courant dans la rivière, les matières putrescibles s'y accumulent, fermentent, dégagent des gaz odorants ; l'intensité et la permanence des odeurs rendent l'habitation de ce quartier

pénible et malsaine. L'administration, ayant commencé
la construction du réseau et la pratique du tout à l'égout
par les rameaux supérieurs, ayant amené dans l'Erdre,
au niveau de la rue de Bouillé, l'égout venant des Hauts-
Pavés, « il faut bien reconnaître », dit M. l'Ingénieur,
à la page 69 de son rapport, que cette solution a eu
pour conséquence immédiate une plus grande pollution
de l'Erdre. L'envoi des vidanges dans cette rivière a
constitué une aggravation d'un état de chose déjà déplo-
rable ». La construction de nouveaux égouts et l'autorisa-
tion de nouvelles chutes ne peuvent qu'aggraver de plus
en plus cette situation intolérable qui résulte d'une mé-
thode dangereuse d'assainissement, consistant, avant la
construction du collecteur principal, à construire les
égouts, à pratiquer le tout à l'égout et à déverser les
matières de vidange au grand jour, au milieu de la ville,
dans les rivières et dans le fleuve où l'on puise l'eau
d'alimentation.

» *Considérations générales sur le projet présenté.* —
L'étanchéité des égouts n'est pas mentionnée dans le
rapport de M. l'Ingénieur, mais il a donné à la Commission l'assurance que tous les égouts seraient construits
étanches et que les vieux égouts ne seraient utilisés
qu'après avoir réalisé leur étanchéité.

» *Refoulement.* — Votre Commission s'est préoccupée
des conséquences du refoulement en temps de crue. Que
l'eau du fleuve pénètre dans le réseau ou que les matières
s'y accumulent par fermeture des vannes, le contenu des
égouts pénètrerait dans les caves et dans les immeubles
inondés ; pour obvier à cet inconvénient, le projet prévoit

la fermeture des égouts par des vannes empêchant le refoulement de l'eau du fleuve, et l'épuisement des conduits à l'aide de pompes qui rejetteraient le contenu dans le fleuve par les déversoirs d'orage.

» *Influence du projet sur le dégagement des odeurs.* — La majorité de votre Commission pense que non seulement le projet actuel ne fera pas disparaitre les odeurs insalubres qui motivent les plaintes si vives et si légitimes de la population, mais encore qu'il aggravera cette cause d'insalubrité. Il la transportera au centre de la ville, sur le quai Brancas, où se déverserait le collecteur projeté. Là, en effet, à la marée basse, pendant les mois d'été, les berges sont entièrement découvertes, les matières déversées par l'égout, au lieu d'être diluées dans la masse d'eau de l'Erdre, seraient étalées au soleil ; et pour connaître le résultat, il suffit de se rendre actuellement sur ces berges découvertes ; alors qu'il ne s'y déverse que quelques petits rameaux d'égouts, il s'y dégage une odeur pestilentielle. D'autre part, le projet a pour conséquence l'augmentation de la masse déversée, de toutes les chutes nouvelles qui vont être autorisées, de toutes les matières actuellement enlevées par la vidange des fosses d'aisance dans le bassin de l'Erdre. Après avoir déplacé les dépôts de matière fécale de la Prairie-au-Duc, l'administration verserait dans la Loire, au centre de la ville, les vidanges de trente-cinq mille habitants ! Sans doute, la situation actuelle est intolérable, mais elle est vivement condamnée par le Conseil d'hygiène auquel on demande d'approuver une situation plus intolérable et surtout plus dangereuse. Il a été proposé à votre Commission de conduire l'égout de déversement jusqu'au-dessous du niveau des plus basses eaux. Cette modification ne peut qu'atténuer bien faiblement les inconvénients du projet.

» *Contamination de l'eau d'alimentation.* — La ville de Nantes puise son eau d'alimentation dans la Loire. Pendant l'été, l'influence de la marée se fait sentir à Nantes, renverse le sens du courant de l'eau dans le fleuve, et transporte vers la prise d'eau l'eau contaminée dans le parcours de la ville. A la page 77 de son rapport, M. l'Ingénieur, parlant du déversement du collecteur en aval de la ville de Nantes, dit: « L'écoulement des eaux en Loire devra d'ailleurs être arrêté avant le changement de sens du courant, assez à temps pour que le reflux vers l'intérieur de la ville n'ait pas d'effet appréciable sur la *prise d'eau* située en amont du pont de la Vendée ». La fièvre typhoïde, endémique à Nantes, subit toujours un accroissement marqué après les premières pluies d'automne qui lavent la ville et souillent le fleuve. La majorité de votre Commission a la conviction, conformément à l'opinion de M. l'Ingénieur de la ville citée plus haut, que le déversement au centre de la ville de l'important égout projeté aura pour conséquence la contamination permanente, pendant l'été, de l'eau d'alimentation, avec ses conséquences sur la morbidité et la mortalité.

» Le port de Nantes prend une importance toujours croissante ; la prospérité de la ville est étroitement liée à la sienne ; nous devons être particulièrement soucieux de son hygiène ; or, les navires puisent dans le port leur eau d'approvisionnement. La majorité de votre Commission a jugé ne pouvoir approuver le déversement des matières de vidange de trente-cinq mille habitants en amont du port où les navires s'approvisionnent d'eau d'alimentation.

» C'est en vain que l'on prétendrait que dans l'état actuel les matières déversées dans l'Erdre s'écoulent dans la Loire, elles ne s'y écoulent pas pendant la saison dangereuse où se produit le refoulement vers la prise d'eau, c'est-à-dire pendant l'été ; c'est précisément leur stagnation qui motive le projet d'assainissement ; l'écoulement du contenu du bief de l'écluse à chaque passage de bateau est certainement très faible comparativement aux quantités de matière que l'égout projeté doit conduire à la Loire.

» Votre Commission vous propose, en conséquence, les conclusions suivantes :

» 1º Il y a urgence absolue à réaliser immédiatement l'assainissement de l'Erdre et l'assainissement général de la ville ;

» 2º Le Conseil approuve le projet qui lui est soumis, à la condition que la construction du collecteur général, pour conduire les matières en aval de la ville, *précède la mise en pratique du tout à l'égout*. Le déversement au niveau de la rue Lapérouse ne ferait que transporter au centre de la ville, en l'aggravant, l'inconvénient que l'on veut faire disparaître ; il exposerait à la contamination permanente, pendant l'été, l'eau d'alimentation de la ville et des navires du port. »

» *Le Rapporteur,*

» Dr S. LEDUC. »

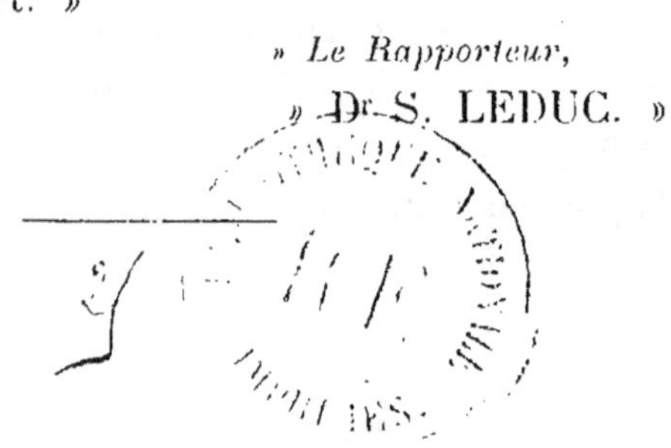

www.ingramcontent.com/pod-product-compliance
Lightning Source LLC
Chambersburg PA
CBHW061035090726
47597CB00014B/4441